BEI GRIN MACHT SICH IHR WISSEN BEZAHLT

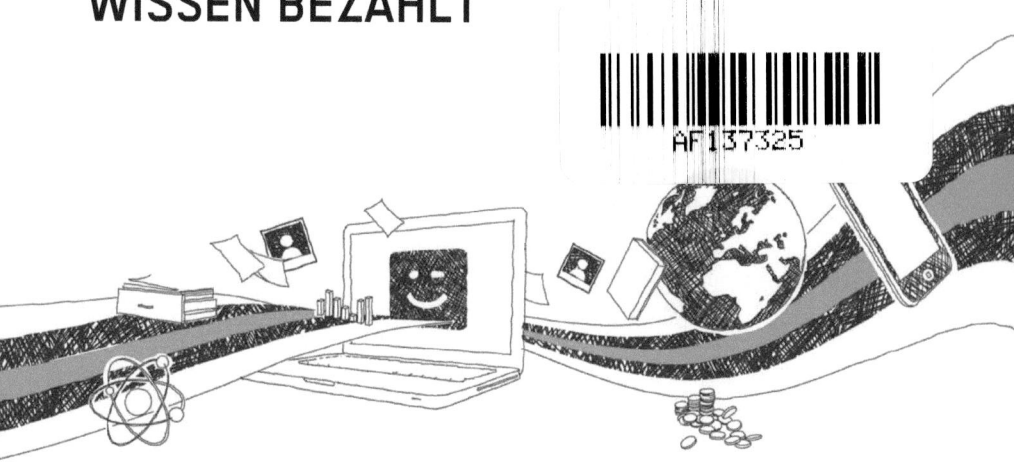

- Wir veröffentlichen Ihre Hausarbeit, Bachelor- und Masterarbeit

- Ihr eigenes eBook und Buch - weltweit in allen wichtigen Shops

- Verdienen Sie an jedem Verkauf

Jetzt bei www.GRIN.com hochladen und kostenlos publizieren

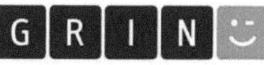

Bibliografische Information der Deutschen Nationalbibliothek:

Die Deutsche Bibliothek verzeichnet diese Publikation in der Deutschen National-
bibliografie; detaillierte bibliografische Daten sind im Internet über http://dnb.d-
nb.de/ abrufbar.

Impressum:

Copyright © 2018 GRIN Verlag
Druck und Bindung: Books on Demand GmbH, Norderstedt Germany
ISBN: 9783346051424

Dieses Buch bei GRIN:

https://www.grin.com/document/505180

Sabine Brüchmann

Case Management für Menschen mit einer Demenzerkrankung

Case Management Aufbaumodul

GRIN Verlag

GRIN - Your knowledge has value

Der GRIN Verlag publiziert seit 1998 wissenschaftliche Arbeiten von Studenten, Hochschullehrern und anderen Akademikern als eBook und gedrucktes Buch. Die Verlagswebsite www.grin.com ist die ideale Plattform zur Veröffentlichung von Hausarbeiten, Abschlussarbeiten, wissenschaftlichen Aufsätzen, Dissertationen und Fachbüchern.

Besuchen Sie uns im Internet:

http://www.grin.com/

http://www.facebook.com/grincom

http://www.twitter.com/grin_com

Case Management für Menschen mit einer Demenzerkrankung

Wahlmodul 30 Case Management - Aufbau

Studiengang Psychische Gesundheit / Psychiatrische Pflege 16.2.

Abgabedatum: 15.11.2018

Sabine Brüchmann

Inhaltsverzeichnis

1. Einleitung

Das Statistische Bundesamt hat 2015 in der 13. Bevölkerungsvorausberechnung für die Bundesrepublik Deutschland vorausgesagt, dass im Jahr 2020 die über 65-jährigen etwa 22 Prozent der Bevölkerung ausmachen und im Jahr 2040 bereits 30 Prozent (Statistisches Bundesamt, 2017c). Lebten im Jahr 2016 etwa 1,6 Millionen Demenzkranke in unserem Land, so wird sich unter Bezug der erwähnten Bevölkerungsentwicklung die Krankenzahl bis zum Jahr 2050 auf rund 3 Millionen erhöhen (Deutsche Alzheimer Gesellschaft e. V., 2016).

Dementielle Erkrankungen verlaufen progressiv und zeigen im Verlauf der Erkrankung einen erhöhten Versorgungsbedarf, der nicht selten mit einem herausfordernden Verhalten einhergeht. Die Versorgung von dementen Menschen soll zeitnah, durchgehend, nahtlos und eingegliedert stattfinden. Doch können die unübersichtlichen Angebote an Diensten und Einrichtungen, sowie die dazwischen fehlende Koordination diesen Anspruch erfüllen? Angebotene Hilfen überlagern sich zeitlich wie inhaltlich und vorhandene Ressourcen der Betroffenen werden nicht ausreichend berücksichtigt.

Nicht nur Betroffene und pflegende Angehörige, sondern auch professionelle Institutionen erleben dann Situationen, in denen sie die Hilfe eines Lotsen, im Sinne eines Case Managers, benötigen (Bader, 2016).

Diese Ineffizienz des deutschen Gesundheitswesens stellt nicht nur ein Problem in der Versorgung dar, sie wird auch als einer der Hauptgründe bezüglich der steigenden Kosten im Gesundheitssystem herangeführt.

Der demografische Wandel, verbunden mit den knapp werdenden finanziellen Ressourcen, stellt das Gesundheitssystem vor eine große Herausforderung. Kann Case Management eine Antwort auf diese Problematik sein? Entsprechende Ansätze werden mittlerweile auch in Deutschland intensiver erörtert und stellenweise bereits angewandt.

Das Ziel dieser Hausarbeit ist es darzulegen, dass Case Management ein gut geeignetes Instrument zur Verbesserung der Versorgung von demenzkranken Menschen ist. Im ersten Abschnitt wird die Zielgruppe, deren Versorgungsfeld und die dort bestehenden Problematiken vorgestellt. Es folgt das Aufzeigen, wie Case Management als Lösungsstrategie genutzt werden kann. In der anschließenden Diskussion und Schlussbetrachtung werden die Möglichkeiten des Case Managements bezüglich dieses speziellen Versorgungsauftrages, sowie der möglichen Hemmschwellen, die eine flächendeckende Implementierung des Case Managements verhindern, verglichen.

Aufgrund des begrenzten Umfangs dieser Hausarbeit kann zu dieser Fragestellung nur ein Überblick gegeben werden.

Die Literatur, die in dieser Hausarbeit verwendet wurde, stammt aus der umfangreichen Fachbibliothek der Klinik des Bezirks Oberbayern, des Isar-Amper Klinikum, des Klinikum München Ost, sowie aus dem Internet und gängigen Literaturdatenbanken. Die verwendete Literatur ist im Literaturverzeichnis zu finden.

2. Beschreibung der Zielgruppe

Bei der in dieser Hausarbeit gewählten Zielgruppe handelt es sich um Menschen, die über 65 Jahre alt sind. Als Diagnose besteht eine neurodegenerative Erkrankung in Form einer Demenz. Es besteht eine erhöhte psychomotorische Unruhe bei ratlosem Affekt und weiteren Symptomen wie herausforderndes Verhalten, gestörter Tag-Nachtrhythmus und einem erhöhten Sturzrisiko.

Im mittelschweren Stadium der Demenz zeigen Patienten[1] ein vermehrtes Herumwandern, dies ist die zweithäufigste Verhaltensstörung in dieser Phase (Brazil, Hasler, McAiney, Stark-Smith & Tettman, 2003). Es tritt eine krankheitsbedingte Unruhe auf und die Demenzkranken sind motorisch hyperaktiv.

Im Verlauf der Erkrankung können Menschen mit einer Demenzerkrankung ihre Bewegungsabläufe zunehmend weniger kontrollieren. Es entwickelt sich ein schlurfendes kleinschrittiges Gangbild mit einem vorn übergebeugten Oberkörper. Menschen mit Demenz sind sich auch im Hinblick ihrer Bewegungsfähigkeit dem fortschreitenden Verlust nicht bewusst. Während diesem fließenden Übergang des sicheren und eigenständigen Bewegens und dem völligen Verlust der Motorik besteht ein deutlich erhöhtes Sturzrisiko (Diekämper, 2010).

2.1 Internationale Klassifikation der Funktionsfähigkeit, Behinderung und Gesundheit (ICF)

Die internationale Klassifikation der Funktionsfähigkeit, Behinderung und Gesundheit, besser bekannt als ICF, wurde im Jahr 2001 von allen 191 WHO-Mitgliedsstaaten anerkannt. Der ICF ist ein gemeinsamer Standard, der helfen soll, Funktionsfähigkeit und

---

[1] Im Folgenden wird für den besseren Lesefluss auf die Nennung beider Geschlechter verzichtet. Die Aussagen in dieser Hausarbeit sind jeweils geschlechtsneutral zu verste-hen und stellen keine Diskriminierung eines Geschlechtes dar.

Behinderung beschreibbar und messbar zu machen (World Health Organization, 2018).

Die Patienten der hier beschriebenen Zielgruppe zeigen im ICF gleiche Probleme im Bereich der geschädigten Körperfunktion und Körperstrukturen auf. Diese sind aufgrund der Demenz bei den mentalen Funktionen und im Nervensystem anzusiedeln.

Beeinträchtigungen in den Aktivitäten und der Teilhabe zeigen sich im Rahmen der primären Erkrankung je nach Stadium in allen Bereichen in unterschiedlichen Ausprägungen. Diese Fallgruppe zeigt eine besondere Beeinträchtigung im Bereich der Mobilität.

Zum Aufnahmezeitpunkt stellen meist das Fehlen von Erzeugnissen und Technologien, sowie nicht ausreichende Dienste, Systeme und Handlungsgrundsätze zu den Themen Wohnungswesen und Transportwesen Barrieren bezüglich der persönlichen Mobilität dar.

Die Verbindung von geschädigten, mentalen Funktionen wie Orientierung und Antrieb mit der Einschränkung der Mobilität, sowie die Problematik in der persönlichen Mobilität und im Wohnungswesen ergeben die Notwendigkeit eines intensiven Assessments.

2.2 Versorgungsfeld von Menschen mit Demenz-Erkrankung und psychomotorischer Unruhe

Wieviel Patienten aufgrund von Demenz im Krankenhaus behandelt werden müssen lässt sich nicht genau sagen. Im September 2017 meldete das Statistisches Bundesamt einen Anstieg der Patienten, die wegen einer Alzheimer Erkrankung im Krankenhaus behandelt werden mussten, von 85% in den letzten 15 Jahren. Im Jahr 2015 waren dies 19 049 Patienten. Berücsichtig man, dass es noch weitere Demenz Formen gibt und es nicht klar ist wie viele Menschen aufgrund von Begleitsymptomen wie den oben beschriebenen Unruheständen ins Krankenhaus kommen, muss insgesamt von einer deutlichen höheren Zahl ausgegangen werden.

Etwa 2,9 Millionen Menschen in Deutschland, die im Sinne des Pflegeversicherungsgesetzes als pflegebedürftig gelten, lebten im Jahr 2015 zu Hause. Nicht ganz drei Viertel von ihnen wurde zu Hause durch Angehörige oder durch Angehörige und einem Pflegedienst versorgt. Von den 2,9 Millionen Menschen wiesen etwa ein Drittel erhebliche eingeschränkte Alltagskompetenzen auf, die eine Folge einer dementiellen Entwicklung sein könnten (Statistisches Bundesamt Wiesbaden).

Aus diesen Zahlen kann gefolgert werden, dass die Anzahl der Patienten aus der Fall-gruppe, die zu Hause leben, nicht unerheblich ist. Ein weiterer Teil der hier beschrie-benen Fallgruppe lebt in offen geführten Einrichtungen.

2.3 Problematik im bestehenden Versorgungsfeld

Die motorische Unruhe, welche auch oft nachts auftritt, verbunden mit einem verken-nenden und damit oft herausfordernden Verhalten, ist meist der auslösende Grund für eine Einweisung in die beschützt geführten gerontopsychiatrischen Einheiten des kbo Isar-Amper-Klinikum München Ost. Meist wird in diesem Aufenthalt festgestellt, dass eine intensive Veränderung des bestehenden Betreuungssystems erfolgen muss. Dies kann eine Unterbringung in einer beschützt geführten Pflegeeinrichtung, aber zu-mindest der Ausbau von aufsuchenden Strukturen, Unterstützungsmaßnahmen von pflegenden Angehörigen und adäquater Bereitstellung diversen Hilfsmitteln sein.

Die im ICF beschriebenen Aktivitäten des Kommunizierens sowie des sicheren Gehens und der korrekten Verwendung von Geräten und Ausrüstung können unterschiedlich stark beeinträchtigt sein. Ergibt sich ein erhöhtes Sturzrisiko, bedingt durch die Schädi-gungen der neuromuskuloskeletalen Funktionen, werden bewegungseinschränkende oder sogar freiheitsentziehende Maßnahmen wie eine Sensormatte vor dem Bett oder ein Rucksackgurt im Rollstuhl zumindest zeitweise benötigt. Oft kennen Angehörige die verschiedenen Maßnahmen und deren rechtlicher Rahmenbedingungen nicht. Auch die korrekte Handhabung solcher Instrumente ist den wenigsten bekannt. Aber nicht nur die weitere Versorgung zu Hause wird dadurch erschwert, auch das finden eines beschützt geführten Platzes in einem Pflegeheim gestaltet sich dadurch schwieriger.

3. Betrachtung der Versorgungsproblematik

Laut der Deutschen Gesellschaft für Care und Case Management, im Weiteren als DGCC abgekürzt, ist Case Management angezeigt, wenn Versorgungssysteme mit multidisziplinären Akteuren, die auch einrichtungsübergreifend tätig sind, Menschen in umfassenden hilfebedürftigen Situationen ein passendes Hilfs- und Unterstützungsan-gebot bereitstellen sollen. Dies bedeutet, dass eine komplexe Bedarfslage vorliegt, verbunden mit einer hohen Akteursdichte, wenn Regelbehandlungspfade nicht greifen und professionelle Hilfen notwendig sind. Diese komplexe Hilfssituation ergibt sich meist durch die, in dieser Fallgruppe oft vorkommende, Multimorbidität. Denn diese macht das Engagement von mehreren Leistungserbringern, die koordiniert werden müssen notwendig (Deutsche Gesellschaft für Care und Case Management, 2009).

Dieses Schnittstellenmanagement ist allerdings eines der erheblichen Probleme in unserem Gesundheitssystem (Ehlers, 2011).

Im Jahr 1998 haben Cesta, Tahan und Fink Aufnahmekriterien für verschiedenen Versorgungsbereiche formuliert, die ein intensives Assessment wie das Case Management erfordern. Für die hier vorgestellte Fallgruppe treffen Aufnahmekriterien aus dem Versorgungsbereich der Geriatrie zu. Diese sind vor allem die Veränderung des Lebensbereiches und die zunehmende Gebrechlichkeit. Aber auch die fehlenden sozialen Unterstützungssysteme sind immer wieder ein Thema in der Versorgung älterer hilfsbedürftiger Menschen.

4. Case Management als Lösungsstrategie

Im ersten Schritt wird in diesem Kapitel das Case Management konzeptionell vorgestellt. Im zweiten Schritt wird das Handlungskonzept Case Management in Bezug der hier in Kapitel 2 vorgestellten Fallgruppe dargestellt.

4.1 Case Management als Handlungskonzept

Das Sozial- und Gesundheitswesen hat in den letzten Jahrzehnten einen stetigen Wandel erlebt. Die Stärkung der Patientenrechte, sowie das notwendige und zunehmend geforderte reflektierte Einsetzen der knapp werdenden finanziellen Ressourcen, muss uns davon ausgehen lassen, dass dieser Wandel noch lange nicht abgeschlossen ist. Schon im Jahr 2008 schrieben van Riet und Wouters dem Case Management eine wichtige Rolle in diesem Veränderungsprozess zu.

4.1.1 Ziele und Aufgaben des Case Management

Ziel des Case Managements ist es, die Versorgungsqualität über strukturierte Versorgungspläne zu verbessern und die Versorgungskontinuität sicherzustellen. Dies soll darüber geschehen, dass Case Management Hilfeleistungen so koordiniert, damit eine wohnortnahe, aufeinander abgestimmte, anhaltende und bedarfsgerechte Versorgung angeboten werden kann (Deutsche Gesellschaft für Care und Case Management, 2009).

Durch das Erkennen von Potentialen zur Versorgungskoordination und einer Optimierung der Nutzung der bestehenden Ressourcen sollen Kosteneinsparungen erreicht werden bzw. zumindest kein weiterer Anstieg der Ausgaben im Gesundheitssystem erfolgen (Szathmary, 1999).

Laut Weatherly (2011) können die Aufgaben und die Ziele des Case Managements auch unter den Aspekten „innerbetrieblich" und „extern" betrachtet werden. Innerbetriebliche Abläufe und Organisationen sollen durch den Case Manager evaluiert und verbessert werden. Nach extern erfüllt das Case Management die Rolle des direkten Ansprechpartners zum Beispiel gegenüber ambulanten Pflegediensten bei einer benötigten Nachbehandlung.

4.1.2 Funktionen im Case Management

Um diese vielfältigen Ziele und Aufgaben zu erreichen haben sich unterschiedliche Funktionen und Rollen formiert. Drei sogenannte Hauptfunktionen kommen in allen bekannten Konzepten zum Case Management in ähnlicher Form vor.

a) Advocacy oder die anwaltschaftliche Funktion

Er vertritt die Belange des Patienten oder einer bestimmten Patientengruppe. Diese Funktion wird im unmittelbaren Kontakt mit dem Patienten wahrgenommen.

b) Broker oder die vermittelnde Funktion

In diese Funktion will der Case Manager Menschen mit einem komplexen Versorgungsbedarf eine Übersicht der Versorgungstruktur zu geben.

c) Gate-Keeper oder die selektierende Funktion

Durch gezieltes Selektieren und andauerndes Monitoring der verschiedenen Angebote im Gesundheitssystem stellt diese Funktion sicher, dass jeder die notwendige und angemessene Behandlung erhält und dabei das System bedarfsorientiert genutzt wird.

Alle drei Rollen haben, trotz ihrer Unterschiede das gemeinsame Ziel, auf die facettenreichen Probleme des Gesundheitswesens eine akzeptable Lösung zu finden (Ewers, 2005). Deswegen kann in der Realität keine dieser Funktionen für sich abgegrenzt angetroffen werden, es findet eher eine Kombination mit unterschiedlichen Schwerpunktsetzungen statt.

4.1.3 Prozessschritte im Case Management

Wie jeder Prozess arbeitet auch Case Management in aufeinander folgenden, in sich logischen, Arbeitsschritten. Die Autorin dieser Hausarbeit bezieht sich bei der Beschreibung dieser Prozessschritte auf die Rahmenempfehlung zum Handlungskonzept Case Management im Sinne der DGCCM (Deutsche Gesellschaft für Care und Case Management, 2009).

a) Klärungsphase

Als erstes müssen die Patienten gezielt erfasst werden, die Unterstützung und Beglei-
tung in Form eines Case Managements benötigen (Abderhalden, 2011). Es wird die
Frage gestellt, wie zum Beispiel eine zeitnahe Wiedereinweisung in das Krankenhaus
abgewandt werden kann (Ewers, 2005).

b) Assessment

Hier werden die Probleme, aber vor allem auch die Ressourcen erfasst um einen persönlichen, bedarfsorientierten und angebrachten Versorgungsplan gemeinsam auszu-
arbeiten (Deutsche Gesellschaft für Care und Case Management, 2009).

c) Serviceplanung

Bei dem Aufbau des individuellen Serviceplans müssen kurz- wie auch langfristige
Versorgungsziele, unter Beachtung der SMART-Regel, ausgearbeitet werden (Deutsche Gesellschaft für Care und Case Management, 2009). Ebenso müssen Aspekte
der prophylaktischen Gesundheitsförderung, das Einbinden des Patienten und dessen
Umfeld (Patientenpartizipation), sowie auch wirtschaftliche Faktoren ausreichend berücksichtigt sein (Ewers, 2005).

d) Linking

Der Serviceplan wird durch das organisieren und einbinden der fachgemäßen Hilfen in
diesem Schritt umgesetzt. Mit Hilfe dieser Steuerung werde alle geplanten Unterstüt-
zungsangebote so eingesetzt, dass die vereinbarten Ziele erreicht werden können
(Deutsche Gesellschaft für Care und Case Management, 2009). In dieser Phase ist der
Case Manager das Verbindungsglied – also der Link – zwischen dem Patienten und
allen einbezogenen Schnittstellen.

e) Monitoring

In dieser Phase muss der Case Manager den Verlauf und die Umsetzung des Serviceplans begleiten. Ein veränderter Bedarf muss frühzeitig erkannt werden und der Serviceplan entsprechend angepasst werden. Im Monitoring können auch Qualitätsmängel
in den Versorgungsangeboten frühzeitig sichtbar werden (Ewers, 2005).

f) Evaluation

Mit Hilfe der im Serviceplan bestimmten Beurteilungskriterien werden hier die Resultate
der erbrachten Leistungen beurteilt. Mit dieser Evaluation erfolgt die Auflösung des
Agreements zwischen dem Patienten und dem Case Manager (Ewers, 2005).

4.1.4 Ebenen des Case Managements

Der Case Manager arbeitet in einem Milieu, in dem man von der Einzelfall-, der Organisations- und der institutionellen Netzwerkebene spricht.

Auf der Einzelfallebene werden die im vorangegangenen Kapitel 4.1.3 beschriebenen Phasen bearbeitet. Die Organisationsebene bezieht sich auf die Organisationsgestaltung der zuständigen Institutionen. Eine Vernetzung der unterschiedlichen Dienstleister und möglicher Hilfen vor Ort werden auf der institutionellen Netzwerkebene erarbeitet und gepflegt.

Ziel der drei Ebenen ist eine Optimierung der Klienten Versorgung (Deutsche Gesellschaft für Care und Case Management, 2009).

4.2 Case Management für Demenz Erkrankte mit dem Bedarf eines beschützten Lebensraums

Ältere Menschen mit dementiellen chronischen Gesundheitsproblemen weisen einen komplexen Versorgungsbedarf auf. Dadurch entsteht ein erhöhter Bedarf an mannigfachen Hilfen. Durch den Case Manager kann die individuelle Bedarfslage frühzeitig erkannt werden. Benötigte Hilfsmittel und begleitende Maßnahmen können zeitnah erkannt, gefunden, erklärt und installiert werden. Ein fragmentierter Lösungsweg, der eine Kontinuität behindert, kann so vermieden werden (Hillewaere et al., 2005).

4.2.1 Prozessschritte des Case Managements anhand der Zielgruppe

Im Folgenden werden die im Kapitel 4.1.3 vorgestellten Prozessschritte im Case Management anhand der im Kapitel 2 beschriebenen Zielgruppe beispielhaft vorgestellt.

a) Klärungsphase

Patienten, die aufgrund von Weglauftendenzen aus offen geführten Pflegeeinrichtungen kommen oder durch Angehörige eingewiesen werden, da sie mit ähnlichen Symptomen plus einer zunehmenden Sturzneigung konfrontiert sind und Patienten, die mit ähnlichen Symptomen innerhalb des vorangegangenen Monats eine Krankenhauseinweisung erlebten, werden dem Case Manager innerhalb der ersten drei Werktage vorgestellt.

b) Assessment

Hausinterne Assessmentinstrumente wie zum Beispiel dem Sturzrisiko-Erhebungsbogen, ein frühzeitiger Austausch mit Angehörigen und schon aktiven Betreuungs- und Unterstützungsstrukturen ermöglichen dem Case Manager eine IST-Analyse der Lebensbedingungen. Ein Veränderungs- und Unterstützungsbedarf kann so erkannt und eingeschätzt werden.

c) Serviceplanung

Bei der Erstellung des Serviceplanes ist der Case Manager gefordert, die Gradwanderung zwischen dem (mutmaßlichen) Willen des Patienten und den gegebenenfalls notwendigen schützenden Rahmenbedingungen zu leisten.

Vor allem vorhandene Ressourcen wie pflegende Angehörige, ausreichend Platz in der Wohnung für eine 24h Betreuung, medikamentöse Einstellung auf Station und finanzielle Mittel sind zu berücksichtigen.

Dies bedeutet, dass der Case Manager einen Serviceplan für einen absehbaren Entlass-Zeitpunkt erstellen, aber auch den langfristigen Versorgungsaspekt berücksichtigen, muss.

d) Linking

Der Case Manager ist internes Verbindungsglied zwischen den hausinternen Strukturen und Akteuren. Externe Prozesse wie Anträge auf Sachmittel oder andere Leistungen wie notwendige Umbauarbeiten in der Wohnung des Patienten oder die Überleitung in eine neue Wohnform werden ebenfalls von dem Case Manager koordiniert und zusammengeführt.

e) Monitoring

Durch die Betreuung des Serviceplanes kann der Case Manager frühzeitig auf eventuelle Abweichungen reagieren. Dies können fehlende Genehmigungen durch das Gericht sein oder beispielsweise eine Reaktion auf einen veränderten Bedarf des Patienten, wie einer weiterführenden Behandlung einer anderen medizinischen Fachdisziplin, auf die entsprechend eingesteuert wird. Somit können Verzögerungen in der Entlass-Planung reduziert werden.

f) Evaluation

Neben der Bewertung der Resultate der geplanten Leistungen kann der Case Manager auch die Zusammenarbeit der verschiedenen Leistungserbringer intern sowie extern reflektieren und für die künftige Arbeit Schlussfolgerungen ableiten. Somit ist der Case Manager auch ein wichtiger Beteiligter bezüglich des internen Verbesserungsprozesses. Auf institutioneller Ebene kann mit den Erfahrungen des Case Managers mit externen Schnittstellen verschiedene Veränderungs- und Verbesserungsprozesse initiiert werden, wie zum Beispiel ein psychiatrischer Konsiliardienst in somatischen Kliniken.

4.2.2 Netzwerkebenen des Case Managers anhand der Zielgruppe

Auf der Einzelfallebene liegt der Schwerpunkt des Case Managers bei den uns anvertrauten Menschen, die im Rahmen ihres ambulanten oder stationären Aufenthaltes das Case Management benötigen. Die Fallbegleitung sollte, anhand der oben beschriebenen Prozessschritte, so früh wie möglich initiiert werden.

Unter anderem nimmt der Case Manager auch Einfluss auf das Qualitätsmanagement, wenn er auf der Organisationsebene tätig ist. Die Zusammenarbeit des multidisziplinären Teams, sowie der Ablauf von hausinternen Prozessen im Sinne einer effizienten Patentenversorgung können durch ihn reflektiert und somit Verbesserungspotentiale aufgezeigt werden. Dies kann zum Beispiel auch eine Arbeitsentlastung für verschiedene Berufsgruppen sein, da identische, oder zumindest sehr ähnliche, Erhebungen durch verschiedene Berufsgruppen keine Seltenheit sind. Durch den Case Manager können die erhobenen Informationen gebündelt und zielgerichtet dem multiprofessionellen Behandlungsteam zur Verfügung gestellt werden, ohne dass einzelne Anfragen, Antragsstellungen und Erhebungen doppelt durchgeführt werden.

Eine Vernetzung der unterschiedlichen Dienstleister und anderen möglichen Hilfen vor Ort geschieht auf der institutionelle Netzwerkebene. Hier arbeitet der Case Manager vor allem nach außen hin. Denn nicht nur interne Störfaktoren können einen Behandlungsprozess verkomplizieren. Durch den Kontakt mit zuweisenden und weiter betreuenden Organisationen können zum Beispiel auf der einen Seite Einweisungen durch das Anbinden an hausinterne Ambulanzen oder dem Home Treatment verhindert, oder der weitere Behandlungsprozess durch das Mitgeben von ausreichenden Medikamenten am Entlass-Tag durchgängiger mitgestaltet, werden. Diese abgestimmte Versorgung kann Klinikaufenthalte verhindern beziehungsweise verkürzen. Dies bedeutet im weiteren Schritt, dass die Kosten im Gesundheitswesen langfristig reduziert werden können (Filliger & Pracher, 2011). Case Management kann und soll die Zusammenarbeit der verschiedenen Organisationen koordinieren und verbessern.

5. Diskussion

Neben dem Entlassmanagement[2] ist auch der Anspruch der Bevölkerung auf eine Vernetzung von aufeinander abgestimmten Versorgungs- und Betreuungsangeboten aus dem pflegerischen, sozialen und medizinischen Bereich, sowie eine organisierte regional stattfindende Beratung[3] gesetzlich geregelt. Das Case Management Konzept erfüllt unter anderem diese Vorgabe.

Warum also ist Case Management in unserem Gesundheitssystem noch nicht verpflichtend eingeführt?

Hier muss deutlich gemacht werden, dass ein erfolgreiches Case Management nicht nur die Abarbeitung der verschiedenen Prozessschritte bedeutet. Benötigt werden Fachkenntnisse und ein Überblick über Strukturen und deren Wandel auf den verschiedenen Ebenen, sowie die sogenannten Soft-Skills als eine zwingende Voraussetzung für den Case Manager damit aus einer Beratung auch eine gute Beratung wird (Platter, 2011). Um diese Fähigkeiten entwickeln und aufweisen zu können bedarf es einer kostenintensiven Personalentwicklung. Zusätzlich sind Mehrausgaben für erforderliche Veränderungsprozesse in den Strukturen, Handlungsspielräumen und Zuständigkeiten zu erwarten und zu berücksichtigen.

Und obwohl Einzelerfahrungen bejahen, dass dieser Prozess eine Antwort auf die viel beschriebenen und bekannten Probleme des deutschen Gesundheitswesens sein kann, mag dieser Kostenblock einer der Gründe sein warum das Case Management noch nicht implementiert wurde und es aktuell auch keine Bestrebungen für eine flächendeckende Einführung gibt.

Bei einer konsequenten Implementierung ist aber von einer langfristigen Kosteneinsparung auszugehen (Loecherbach, 2003). Die wachsenden Kosten im Gesundheitssystem ergeben sich unter anderem auch dadurch, dass Menschen mit Demenz immer häufiger kostenintensiv stationär behandelt werden müssen (Statistisches Bundesamt, 2017a). Daher kann der Einsatz eines Case Manager bei der Behandlung und Betreuung von Menschen mit Demenz dauerhaft nicht nur die Versorgungsqualität verbessern, sondern auch zu Einsparungen führen.

Doch nicht nur das Investieren von vorhandenen Mitteln ist eine Herausforderung. Bestehende Strukturen müssen hinterfragt und ein Paradigmen-Wechsel von allen Akteu-

---

[2] Sozialgesetzbuch Fünftes Buch (SGB V) Gesetzliche Krankenversicherung Paragraph 39

[3] Sozialgesetzbuch Elftes Buch (SGB XI) Soziale Pflegeversicherung Paragraphen 7 bis 7c

ren mitgetragen werden. Erforderliche neuen Strukturen müssen nicht nur von dem Case Manager gelebt werden, denn auch alle anderen einbezogen Akteure und Schnittstellen müssen diesen Veränderungsprozess akzeptieren und zulassen. Nur so kann eine bessere Zusammenarbeit im multidisziplinären Behandlungsteam und das Abschaffen von behindernden Strukturen im Sinn der Versorgungsqualität auch unter wirtschaftlichen Aspekten erreicht werden (Schnieders & Pilz, 2015).

6. Schlussbetrachtung

Ziel dieser Hausarbeit war es aufzuzeigen, dass mit dem Einsatz eines Case Manager bei der Behandlung für an Demenz erkrankte Menschen durch das gesteuerte und wirksame Einsetzen der vorhandenen Angebote und Mitteln, eine Verbesserung der Versorgungsqualität erreicht werden kann, ohne dass Mehrausgaben investiert werden müssen. Der hier beispielhafte beschriebene Einsatz des Case Managers zeigt, dass bei Patienten mit einer Demenenzerkrankung das System Case Management kosten-effizient und nutzerfreundlich eingesetzt werden kann. Dieses Ergebnis beschreiben auch Mostard, Matusiewicz, Schrüer, Wasem & Neumann (2012) in ihrer Veröffentli-chung „Wirksamkeit und Kostenwirksamkeit eines Case-Managements-Programms bei Patienten mit Demenz".

Bei Demenzkranken tritt häufig krankheitsbedingte Unruhe auf. Die Kranken sind moto-risch überaktiv. Aufgrund ihrer Erkrankung können sie ihren Weg nicht mehr selbst finden, Gefahren um sich herum nicht einschätzen und das Zeitgefühl verlieren. Oft bedeute dies, dass für sie eine beschützend funktionierende Lebensform gefunden werden muss. Nicht selten müssen unbefriedigende Übergangslösungen gefunden werden, um eine Kostenübernahme durch Versicherung oder Sozialamt sicher zu stel-len.

Im Rahmen des Case Management-Prozesses können frühzeitig Versorgungsnetze geknüpft werden, die den biomedizinischen Faktoren sowie den psychosozialen Fakto-ren Rechnung tragen und Unterstützung anbietet. Denkt man an die knappen Res-sourcen in unserem Gesundheitssystem ist der Aufbau eins vielschichtigen individuel-len Versorgungsnetzes nicht nur im Sinne einer guten Versorgung wertvoll, sondern auch als effizienter und ökonomischer anzusehen.

Wenn hier eine Optimierung gelingt, können lange Krankenhausaufenthalte, unnötige Heimverlegungen und zeitnahe Wiederaufnahmen beispielhaft vermieden werden.

Zum jetzigen Zeitpunkt kann von einer flächendeckenden Implementierung des Case Management-Konzepts in Deutschland, trotz positiver Erfahrung in verschiedenen Arbeitsbereichen, noch nicht gesprochen werden. Dies mag unter anderem auf die Ressourcenintensive Einführung und Umsetzung, sowie die notwendigen strukturellen Veränderungen zurückzuführen sein.

Die Autorin dieser Hausarbeit ist davon überzeugt, dass es langfristig lohnend ist, diese Aufgabe anzunehmen. Mehr Erfahrungen mit dem Prozess des Case Management und den Evidenzen in diesem Bereich kann die Bereitschaft und die wahrscheinlich notwendige politische Entscheidung fördern, das Case Management flächendeckend verpflichtend einzuführen. Dies ist notwendig, um auf die auf uns zukommenden Herausforderungen im Gesundheitswesen fachgerecht reagieren zu können. Nur so können wir unseren Versorgungsauftrag und unsere Verantwortung gegenüber der uns anvertrauten Menschen mit Demenz in den nächsten Jahren gerecht werden.

7. Literaturverzeichnis

Abderhalden, C. (2011). Case-Management. In D. Sauter, C. Abderhalden, I. Needham
& S. Wolff (Hrsg.), *Lehrbuch Psychiatrische Pflege* (3. Aufl., S. 427–433). s.l.: Verlag
Hans Huber.

Bader, C. (2016). Wie wird Pflegeberatung zum Case Management? *Case Management, 13* (3), 121–126.

Cesta, T. G., Tahan, H. A. & Fink, L. F. (1998). *The case manager's survival guide.
Winning strategies for clinical practice.* St. Louis: Mosby.

Deutsche Alzheimer Gesellschaft e. V. (2016). *Die Häufigkeit von Demenzerkrankun-
gen. Infoblatt 1.* (Deutsche Alzheimer Gesellschaft e.V., Hrsg.). Zugriff am
04.05.2018. Verfügbar unter https://www.deutsche-
alzhei-
mer.de/fileadmin/alz/pdf/factsheets/infoblatt1_haeufigkeit_demenzerkrankungen_dal
zg.pdf

Deutsche Gesellschaft für Care und Case Management (Hrsg.). (2009). *Rahmenemp-
fehlungen zum Handlungskonzept Case-Management.* Heidelberg: Economica.

Diekämper, W. (2010). *Menschen mit Demenz begleiten und pflegen. [für die Aus-,
Fort- und Weiterbildung]* (Pflegiothek, 1. Aufl., 1. Dr). Berlin: Cornelsen.

Ehlers, C. (2011). *Care und Case Management in der Pflege für die Aus-, Fort- und
Weiterbildung* (Pflegiothek). Berlin: Cornelsen.

Ewers, M. (2005). Das anglo-amerikanische Case Management: Konzeptionelle und
methodische Grundlagen. In M. Ewers & D. Schaeffer (Hrsg.), *Case Management in
Theorie und Praxis* (Programmbereich Pflege, 2., erg. Aufl., S. 53–90). Bern: Huber.

Filliger, M. & Pracher, K. (2011). Patientenorientiert, vor Ort und vernetzt. Vorausset-
zungen und Herausforderungen beim Aufbau eines psychiatrischen Case Managements. *Case Management, 8* (3), 120–123.

Hillewaere, L., Moons, P., Steemann, E., Milisen K., Borgermans, L. & Abraham, I.
(2005). Pflegerisches Case Management bei gerontopsychiatrischen Patienten. Er-
gebnisevaluation eines belgischen Modells. In M. Ewers & D. Schaeffer (Hrsg.),
Case Management in Theorie und Praxis (Programmbereich Pflege, 2., erg. Aufl.,
S. 195–216). Bern: Huber.

Loecherbach, P. (2003, Mai). *Einsatz der Methode Case Management in Deutschland. Übersicht zur Praxis im Sozial- und Gesundheitswesen.* 3. Augsburger Nachsorgesymposium, Kurhaus Göggingen.

Mostard, S., Matusiewicz, D., Schrüer, W., Wasem, J. & Neumann, A. (2012). Wirksamkeit und Kostenwirksamkeit eines Case-Management-Programms bei Patienten mit Demenz. *Zeitschrift für Gerontologie und Geriatrie, 45* (7), 642–646.

Platter, G. (2011). Soft-Skills oder: was macht Beratung erfolgreich? In J. N. Weatherly (Hrsg.), *Das Pflegestützte Case Management in der Psychiatrischen Klinik - von der Konzeption bis zur Einführung* (S. 175–193). winterwork.

Schnieders, G. & Pilz, S. (2015). Gut eingespielte Prozesse mit pflegegestütztem Case-Management. *DNP - Der Neurologe und Psychiater, 16* (7-8), 32–35. https://doi.org/10.1007/s15202-015-0859-5

Statistisches Bundesamt. (2017a). 19 049 Patientinnen und Patienten wegen Alzheimer im Krankenhaus behandelt. Zugriff am 01.08.2018. Verfügbar unter https://www.destatis.de/DE/PresseService/Presse/Pressemitteilungen/zdw/2017/PD 17_38_p002pdf.pdf?__blob=publicationFile

Statistisches Bundesamt (Hrsg.). (2017b). *19 049 Patientinnen und Patienten wegen Alzheimer im Krankenhaus behandelt.* Zugriff am 04.05.2018. Verfügbar unter https://www.destatis.de/DE/PresseService/Presse/Pressemitteilungen/zdw/2017/PD 17_38_p002.html

Statistisches Bundesamt (Hrsg.). (2017c, 31. Januar). *13. koordinierte Bevölkerungsvorausberechnung. dynamische Grafik.* Zugriff am 06.07.2018. Verfügbar unter https://service.destatis.de/bevoelkerungspyramide/#!y=1965&v=2

Statistisches Bundesamt Wiesbaden. Pflegestatistik 2015 -Pflege im Rahmen der Pflegeversicherung - Deutschlandergebnisse. Zugriff am 04.05.2018. Verfügbar unter https://www.destatis.de/DE/Publikationen/Thematisch/Gesundheit/Pflege/PflegeDeu tschlandergebnisse5224001159004.pdf?__blob=publicationFile

Szathmary, B. (1999). *Neue Versorgungskonzepte im deutschen Gesundheitswesen. Disease und case management.* Neuwied: Luchterhand.

Van Riet, N. & Wouters, H. (2008). *Case-Management. Ein Lehr- und Arbeitsbuch über die Organisation und Koordination von Leistungen im Sozial- und Gesundheitswesen* (2. Aufl.). Luzern: Interact.

Weatherly, J. N. (2011). Case Management, Care Management, Coaching. In J. N. Weatherly (Hrsg.), *Das Pflegestützte Case Management in der Psychiatrischen Klinik - von der Konzeption bis zur Einführung* (S. 45–54). winterwork.

(World Health Organization, Hrsg.). (2018). *International Classification of Functioning, Disability and Health (ICF)*, Weltgesundheitsorganisation. Zugriff am 04.05.2018. Verfügbar unter http://www.who.int/classifications/icf/en/

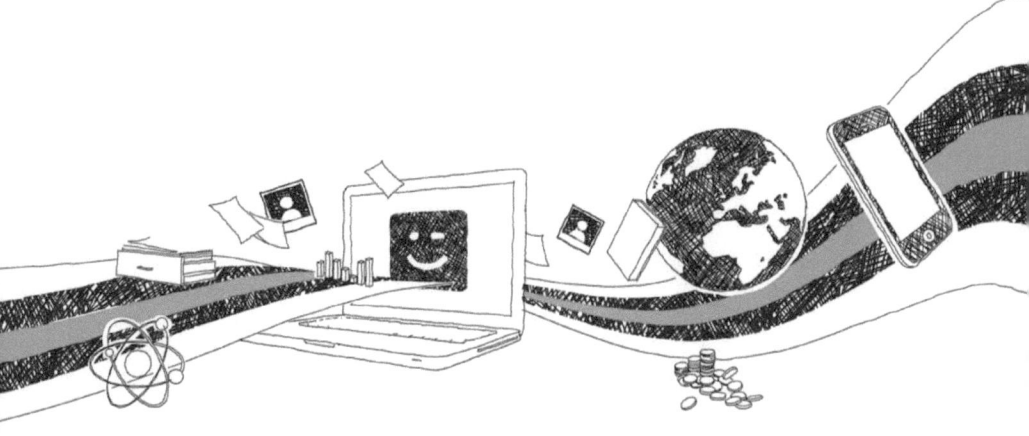
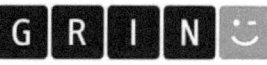

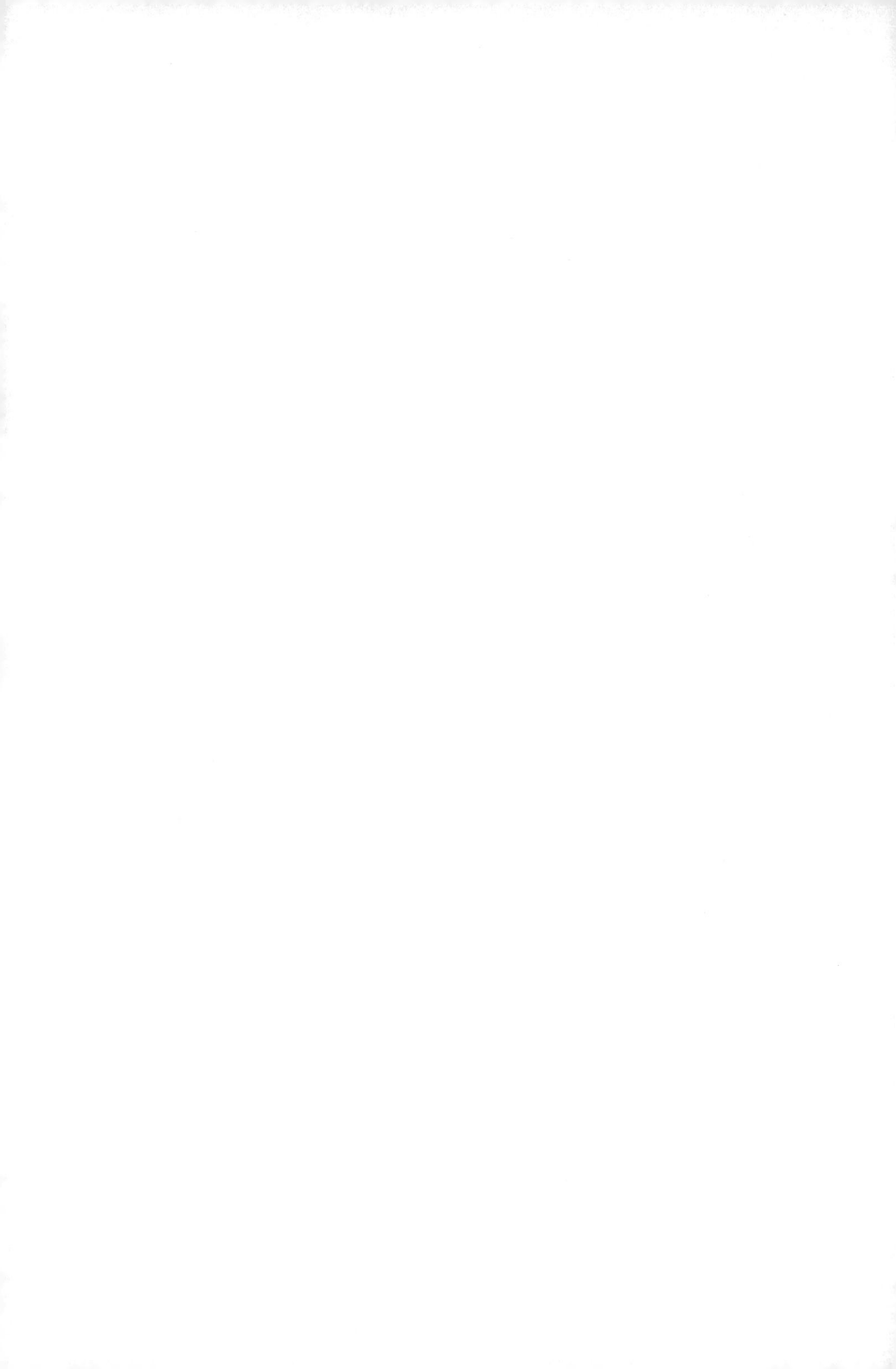